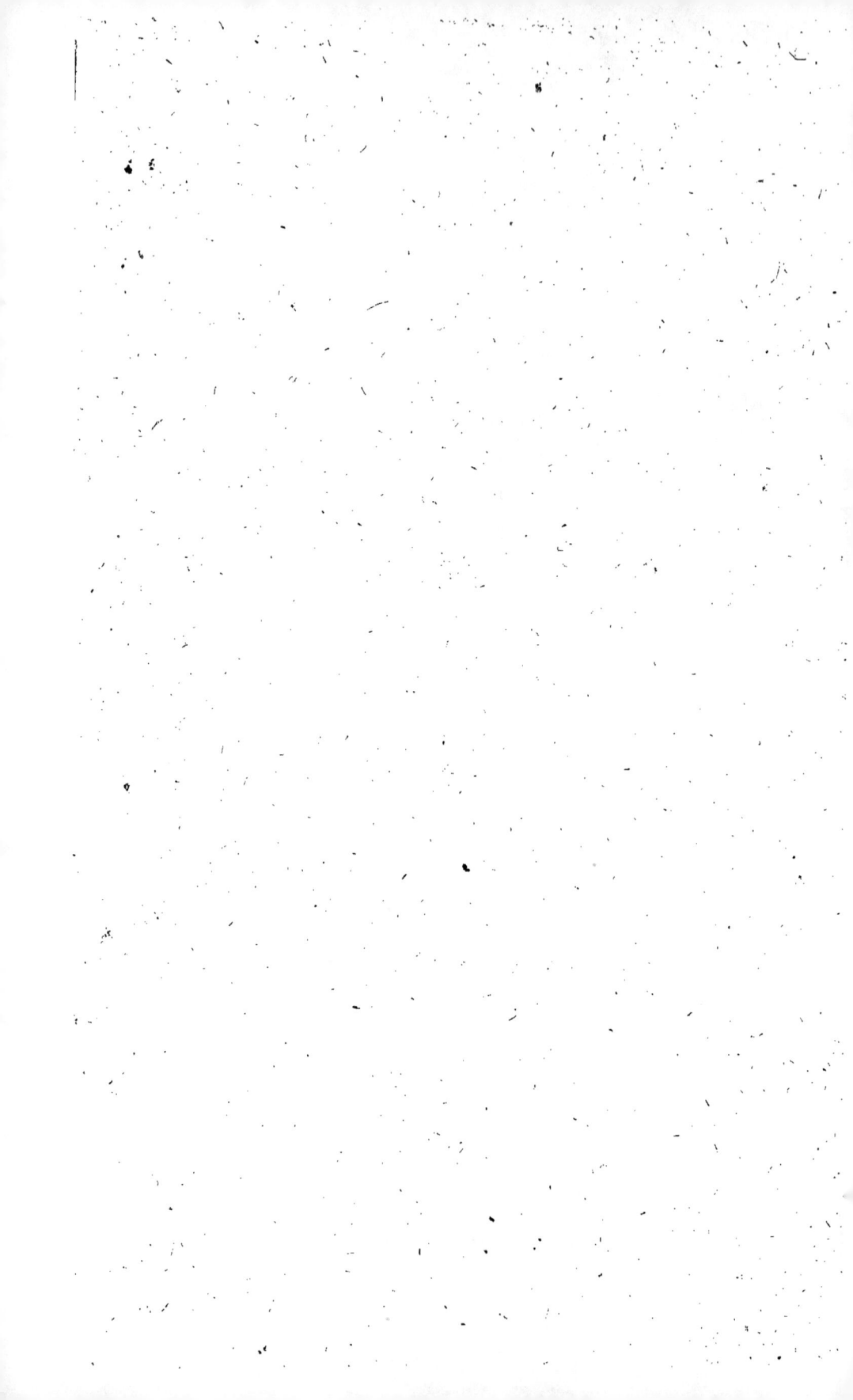

DE L'ÉLECTRICITÉ

COMME

CAUSE DE CHOLÉRA.

—❖❖❖—

DE L'HYDROTHÉRAPIE

COMME

MOYEN DE GUÉRISON.

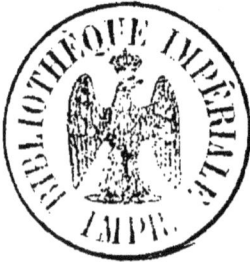

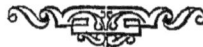

PAR

M. François VERGÉ,

Docteur-Médecin , Membre du Conseil d'Hygiène de l'arrondissement de Foix,
Inspecteur des Eaux d'Ussat.

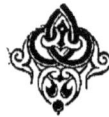

FOIX,
Imprimerie typ. et lithog. de Pomiés frères.
1858.

AVANT-PROPOS.

UNE PREMIÈRE IDÉE EN AMÈNE D'AUTRES.

Lorsque, il y a bientôt deux ans, je livrai à l'impression, comme médecin, mes idées sur le choléra, et que j'en attribuai la cause principale à l'électricité, j'étais loin de me douter que je pouvais avoir soulevé une question des plus ardues pour la médecine, et peut-être pour d'autres sciences. Depuis lors aussi, j'ai senti que les raisons que je donnais n'étaient pas assez concluantes, pour faire passer chez les autres ma conviction entière. D'après de nouvelles réflexions, je crois, en effet, que la médecine surtout pourrait manquer par sa base principale. Peut-on penser que cette science eût été l'objet de tant de systèmes différents, si elle avait eu pour point de départ une base naturelle et réelle ? Ai-je besoin pour preuve de ce que j'avance de revenir aux siècles passés ? Presque de nos jours, n'avons-nous pas eu Brown et Broussais, que je signale comme ayant eu deux systèmes entièrement opposés ? Et maintenant les médecins ne se titrent-ils par d'Allopathes, d'Homœopathes ? En Italie, n'a-t-on pas la méthode des Contro-stimulante ? Chaque médecin n'a-t-il pas ses données et sa pratique particulière ?

2

Au milieu de ce dédale de principes, comment le jeune étudiant pourra-t-il se guider ; comment le praticien consciencieux établira-t-il sa foi ?

Si l'on ouvre un formulaire, qui ne sera surpris de la quantité de remèdes qu'on y trouve entassés? Quand la chimie découvre une substance nouvelle, attend-on toujours que l'expérience ait caractérisé sa vertu ou son action particulière? Ces nouveaux remèdes, qui ont fait disparaître un grand nombre de formules anciennes, disparaîtront aussi, en grande partie au moins, à leur tour, pour faire place à des moyens plus simples et rationnels. Déjà on met en pratique deux moyens nouveaux, avec lesquels on obtient des cures inespérées pour des maladies qui avaient résisté aux moyens thérapeutiques ordinaires ; sans aucun doute, l'électricité et l'hydrothérapie, dont je veux parler, exigeront de la part du praticien beaucoup de travail, de temps et de prudence dans leur emploi, avant de pouvoir établir les cas particuliers dans lesquels ces deux moyens héroïques peuvent être utilisés avec grand avantage.

Pour moi, qui crois plus que jamais que le choléra et les maladies nerveuses sont dues à l'effet de l'électricité, j'ai la plus grande confiance dans l'avenir de ces deux moyens.

Introduire en médecine l'électricité comme cause de maladie, c'est, je crois, un fait tout nouveau : et cependant il ne s'agit que de remplacer un mot, qui ne peut aujourd'hui satisfaire la raison, et qu'on désigne sous le nom de fluide nerveux, par celui de fluide électrique, connu de tout le monde, qui porte parfois la terreur dans les cœurs les plus courageux, et fait notre admiration, appliqué aux sciences, aux arts et à l'industrie.

Le but particulier de ce nouvel écrit est de corroborer l'opinion que j'ai émise, sur la cause spécifique du choléra. Malheureusement, je me trouve forcé pour cela de puiser dans une science qui est loin d'être ma partie spéciale ; et, pour acquérir ma conviction, je me fais un devoir de l'avouer, j'ai plutôt puisé dans les effets physiques qui tombent sous nos sens, que dans les connaissances particulières que je puis avoir en cette science.

Il y a dans le monde beaucoup de personnes qui font des rêves d'ambition en fortune, en honneurs, et qui ne pouvant atteindre la réalité, se consolent en faisant ce que l'on nomme des châteaux en Espagne. Malgré la conviction que je crois avoir, il serait possible que je ne fisse qu'un de ces châteaux de cartes que le moindre souffle peut renverser ; je m'en consolerai par la pensée et le désir que j'ai eus d'être utile à mes semblables. Si, au contraire, on reconnaissait dans ce petit écrit quelque fond de vérité, que des personnes plus capables, plus instruites que moi s'en emparent, pour donner à ces idées tout le développement dont elles pourraient être susceptibles.

Ce qui m'encourage aussi dans l'œuvre que j'ai entreprise, c'est l'impulsion qu'ont donnée, de nos jours, les travaux de MM. J. Cloquet, Amussat, Duchêne, Béquerel, etc... à l'application de l'électricité médicale, et surtout les paroles prononcées, à la séance de rentrée de la Faculté de Montpellier, par M. Bérard, inspecteur général des études médicales, qui regarde comme urgent que l'étude de la physique, et de l'électricité surtout, entrent dans le programme des études du futur élève en médecine.

Attribuant la cause déterminante du choléra à une cause physique, j'avais cru qu'on ne pouvait séparer l'étude de cette maladie de cette science, et, dans ce but, j'avais fait un appel aux personnes versées dans cette partie; je ne sache pas que des moyens nouveaux aient été présentés : poussé par ma conviction et guidé par les observations de la nature, je crois aujourd'hui à la possibilité de guérir cette maladie, par une autre action physique des plus simples.

Je diviserai donc mon nouveau petit travail, en deux parties : dans la première, je tâcherai de prouver le rôle immense, peut-être unique, que joue l'électricité dans les phénomènes de la nature. Dans la seconde, je traiterai des moyens physiques propres à combattre le choléra confirmé, en citant à l'appui de cette opinion des faits et des cas de guérison, recueillis depuis l'épidémie cholérique qui a ravagé le département de l'Ariége.

PHYSIQUE SIMPLE.

Dans les sciences naturelles, la connaissance des faits doit toujours précéder l'établissement des théories. Pour me conformer à ce précepte, je vais donc les signaler, en avertissant mes lecteurs que, tout merveilleux qu'ils sont, ils tombent sous nos sens tous les jours. Je ne prétends donc pas faire de l'érudition, puisque tout le monde connaît déjà, ou peut apprécier, ce que je vais dire.

Si je frappe sur un caillou avec un morceau d'acier,

j'obtiens des étincelles avec lesquelles j'allume du feu.
Si, d'un autre côté, je prends un verre épais, ou loupe,
et que je concentre sur un morceau d'amadou les
rayons solaires, j'obtiens le même résultat ; je ne pense
pas, dans cette dernière opération, changer, dénaturer
les émanations du soleil : je suis donc porté à croire
qu'il y a identité entre le feu solaire et le feu ob-
tenu par l'acier : s'il ne m'est pas permis d'y croire
par leur essence qui ne m'est pas connue, il m'est
permis d'y croire par les effets identiques qui en
résultent. En effet, le feu, comme le soleil, nous
donne de la lumière et de la chaleur, qu'on regarde aussi comme identiques avec l'électricité. Je
regarde donc le soleil comme un centre fixe d'électricité, d'où émane de l'électricité en vapeur, ou
fluide, qui est répandu dans tous les corps de la
nature.

Cet exemple de transformation de fixité en fluidité, n'est pas le seul que nous donne la nature :
n'avons-nous pas l'eau, que nos sens nous permet-
tent d'apprécier à l'état solide ou de glace, à l'état
liquide et à celui de vapeur, pour passer encore à
une raréfaction telle que nos sens ne peuvent plus
l'apprécier ?

Je n'ai pas à rechercher, ni à m'expliquer sur
les divers systèmes que les savants ont admis sur la
formation de notre globe : mais tout paraît me prouver
que son centre est un immense foyer de feu ou d'électricité (1) : qu'il doit y avoir des rapports incessants

_____

(1) S'il n'était prouvé par des expériences faites dans plusieurs mines
de l'Europe, que la chaleur du globe augmente d'un degré par 50 mè-
tres de profondeur, pourrait-on en douter par les laves des anciens
volcans dont il est recouvert, par les volcans existant, les eaux ther-
males, et la thermalité des eaux obtenues par les puits artésiens ?

entre l'électricité céleste ou solaire et l'électricité
terrestre ou de notre globe. La faculté d'attraction
et de répulsion bien reconnue, dont jouissent les
électricités entre elles (1), me permettant de conce-
voir comment notre globe reste et tourne dans l'es-
pace infini, me permet aussi de penser que l'écorce
terrestre, et tout ce qui est à sa surface, doit re-
cevoir leurs influences : ainsi je m'explique aujour-
d'hui le choléra et d'autres maladies dont la cause
première ou la nature nous est inconnue, et toutes
les maladies dont ont été atteints une grande partie
des végétaux.

DE L'ÉLECTRICITÉ

COMME PRINCIPE DE VIE.

Le créateur, en formant notre planète, désirant que
sa surface pût être habitée et productive, ne pouvait
la laisser entre deux centres de feu; aussi, usant
de sa toute-puissance et de sa sagesse infinie,
l'a-t-il recouverte, dans plus des trois quarts de son
étendue, d'eau, dont il a réservé, dans sa puissance
mystérieuse, la confection à l'électricité (2). Ce n'est
pas aussi sans but qu'il a permis que l'eau subit des
transformations diverses. Que serait l'agriculture sans
la pluie, et les réservoirs qu'il a placés sur le haut
des montagnes, et qui, fondus par l'électricité, vien-

---

(1) N'y a-t-il pas électricité attractive dans la recherche et le rappro-
chement des deux sexes, et l'acte de reproductibilité n'est-il pas la
conséquence d'un frottement et d'une secousse nerveuse électrique ?

(2) Il paraît certain, d'après les naturalistes, que cette quantité d'eau
a été beaucoup plus considérable, et que notre planète n'a pu être habitée primitivement que par des animaux et des plantes très impar-
faits ; et que ce n'est qu'après la retraite des eaux et la formation du
continent, qu'ont paru des êtres d'une organisation plus parfaite.

nent alimenter les sources particulières qui concourent pendant les grandes chaleurs à former et à entretenir les cours d'eau? Ces deux éléments, mitigés l'un par l'autre, qui ont permis que la surface du globe fût habitable, sont les deux forces les plus puissantes qui agissent sur les trois règnes de la nature, et qui, appliquées à l'industrie, l'une transmet nos pensées avec une vitesse miraculeuse, et l'autre, changeant de forme par l'impulsion qu'elle reçoit de la première, nous permet de parcourir la terre et les mers avec une rapidité inconnue jusqu'ici.

Avant de parler de l'influence de l'eau et de l'électricité sur les trois règnes de la nature, je crois devoir dire toute ma pensée sur l'électricité : je l'ai considérée à l'état fixe et permanent dans le soleil ; à l'état de fluidité par émanation plus ou moins forte, venant de cet astre, facultative par nos feux, et par d'autres procédés plus ou moins simples ou compliqués. Je crois qu'elle existe aussi à l'état latent dans le phosphore, la poudre fulminante, la poudre à canon, etc., puisque ces substances produisent la lumière, la chaleur et la détonation, caractères non douteux comme appartenant à l'électricité.

Je trouve dans l'Encyclopédie que, « dans les dépôts de différentes roches, telles que calcaires, les grès et les schistes qui renferment des débris organiques, il est facile de remarquer que les restes d'animaux ou de plantes ne sont pas tous semblables, et paraissent prouver que tous ces êtres n'ont pas vécu à la même époque, et qu'ils appartiennent, pour ainsi dire, à diverses créations qui ont été modifiées en raison « *des changements que la température de la terre paraît avoir éprouvés.* »

Comment, en effet, se rendre compte d'un pareil changement et d'une pareille cohésion, si une puissance particulière ne les avaient opérés? Ne peut-on pas raisonnablement penser que l'électricité est le premier mobile de ces changements, et peut-on n'être pas convaincu, quand on voit la force de cohésion que cet agent puissant opère entre les métaux?

Des trois règnes, le végétal est celui sur lequel les effets de l'électricité sont les plus faciles à observer. Les plantes, douées d'une vie organique simple, d'absorption et d'exhalation, ne croissent et ne vivent, malgré la bonté du terrain, que dans des climats que la nature leur a fixés. Pour conserver des plantes exotiques, pour avoir des primeurs, pour tromper la nature en un mot, que de frais, que de peines ne faut-il pas prendre! Ne voyons-nous pas chaque année nos plantes prendre une mort apparente, et quelques-unes même cesser de vivre, si le froid est trop intense? Ne les voyons-nous pas aussi renaître avec le printemps ou la chaleur?

Dieu, dans la création des animaux, a si peu marqué la limite qui les sépare des végétaux, que les naturalistes, je crois, ne sont pas d'accord sur le terme de cette séparation. J'observerai seulement que ces chétifs animaux, qui disparaissent pendant les grands froids, reparaissent pleins de gaîté et de vigueur comme les plantes, aux premières chaleurs du printemps, et que comme elles, ils ne vivent qu'à une température déterminée (1).

_____

(1) Attaché à un établissement thermal, dans lequel on a pratiqué des galeries pour l'amélioration des eaux, j'ai pu observer que les serpents ou couleuvres ne se trouvent qu'à une température de 20 ou

Si de l'organisation simple des plantes, qui ne paraissent douées que d'une simple vie d'absorption et d'exhalation ou organique, nous passons à des animaux plus parfaits, et à l'homme surtout, dont l'organisation est la plus admirable de toutes, on les voit doués d'une double vie ; l'une d'absorption et d'exhalation ou sécrétion, comme les plantes ; l'autre par des organes particuliers, qui n'existent pas chez elles, qu'on nomme vie de relation, et qui leur permet de se mouvoir, d'avoir des rapports avec leurs semblables, de fuir les dangers ou de rechercher les plaisirs, de pourvoir à leur nourriture, que les plantes trouvent sur place.

Les organes au moyen desquels le créateur a établi cette vie particulière des animaux, sont le cerveau et toutes ses dépendances, organes d'une structure admirable, qui ne permet pas de douter qu'un être tout-puissant et sage a présidé à leur confection. Quel est le mobile de cette vie particulière des animaux ? Peut-on le chercher ailleurs que dans cette force particulière qu'Hippocrate désignait sous le nom de nature, et que j'appelle électricité, dont les effets tombent sous nos sens chaque jour, qui donne aussi et régit la vie des mondes ?

On trouve admirable le double mécanisme qui nous permet de porter au loin notre pensée, au moyen de l'électricité. Qu'est-ce auprès de l'organisation, la vie des animaux, et surtout de l'homme, le plus parfait,

22° Réaumur, et que très rarement nous en trouvons dans les galeries qui marquent 25 ou 26 degrés. J'observerai encore que ces animaux disparaissent, malgré la chaleur du lieu, pendant l'hiver, pour reparaître plus tôt ou plus tard, aux premières chaleurs, pour se livrer à leurs ébats amoureux.

le plus intelligent de tous ? Prenez, par exemple, un tronçon de fil électrique, qui de Paris vienne à Orléans, au bout duquel vous aurez attaché cinq autres fils conducteurs qui viendront à Bordeaux, Toulouse, Perpignan, Montpellier et Marseille : aurez-vous la faculté de diriger votre pensée sur un point plutôt que sur un autre, comme Dieu nous l'a permis, par l'organisation sublime qu'il nous a donnée ? Une fois votre étincelle lancée, avez-vous la faculté de la ralentir dans sa course, comme j'ai la facilité de ralentir mes mouvements ? N'y a-t-il pas une ressemblance frappante, entre vos fils conducteurs d'électricité, et les nerfs qui transmettent ma pensée ? Et si une cassure ou un accident arrive à votre fil ou à mes nerfs, votre pensée comme ma volonté ne reste-t-elle pas au bout de votre fil rompu et de mon nerf coupé ou comprimé ? Votre mécanisme de dégagement ne peut-il se déranger et ne transmettre vos idées qu'imparfaitement, de même que mon cerveau malade ne peut pas manifester ma volonté, ou ne la manifestera aussi qu'imparfaitement ou irrégulièrement ? Ne reconnaît-on pas tacitement cette vérité, quand on dit qu'un tel est malade du cerveau ?

Vous trouvez tout naturel d'obtenir de l'électricité par un grand nombre de moyens simples et divers, et vous refuseriez au créateur de toutes choses d'avoir donné à notre cerveau la faculté d'en sécréter et d'en élaborer, et d'avoir placé en elle le principe de la vie, quand elle anime toute la nature ? Si l'idiot manque d'intelligence par vice organique, dois-je en accuser l'Être suprême ? Si mon cerveau malade me fait délirer ou ne remplit pas ses fonctions, se comporte-t-il différemment que les autres organes du corps qui ne peuvent non plus remplir les leurs? N'est-il pas plus consolant pour cet idiot dont je viens de parler, d'attribuer son état à l'imperfection ou aux maladies qui affligent l'espèce humaine, que de croire qu'un Dieu de bonté est injuste ou méchant (1)?

Je regrette que l'idée que je poursuis m'ait amené sur un terrain aussi difficile que celui que je viens de traverser : si je l'ai fait, c'est que je l'ai cru nécessaire, indispensable au but que je désire atteindre, qui est de prouver que l'électricité, que je viens de considérer comme principe de vitalité, est la cause déterminante de la maladie affreuse connue sous le nom de choléra.

PARTIE MÉDICALE.

« Hippocrate appelait nature cette force vitale qui
« préside à la formation des corps, au développement
« de ses organes, et à tous les phénomènes nutritifs
« de l'organisation. Cette force est *une*, et cependant
« très variée dans ses effets : elle est empreinte de la
« plus profonde sagesse, quoique aveugle dans ses
« procédés. »

---

(1) Que vous nommiez âme, éther ou esprit, ce qui donne la vitalité aux corps, et que j'attribue à l'électricité, peu m'importe : je ne suis pas moins disposé à rendre hommage au créateur, à admirer sa sagesse sublime, à l'aimer et à l'adorer.

J'ai lu, dans l'*Ariégeois* du 4 novembre, un article qui porte le titre de *Critique Littéraire*, dans lequel les médecins, et surtout ceux de l'école de Paris, sont traités de matérialistes. L'auteur de cet écrit me permettra une simple observation, c'est qu'on peut être matérialiste plus par les actes que par des paroles ou des écrits, et que sous ce rapport, il y a eu et il y a des matérialistes dans toutes les classes de la société.

Peut-on mieux définir la cause à laquelle j'ai attribué le choléra, que ne le fait le père de la médecine? Y a-t-il une maladie qui prenne des formes si différentes et aussi variées? Si les phénomènes électriques eussent été connus de son temps comme ils le sont aujourd'hui, ce grand observateur eût-il manqué d'en attribuer la cause à l'électricité? Quelle perte pour la science médicale d'avoir dévié de la route tracée par ce grand génie, pour se jeter dans des systèmes plus ou moins incompréhensibles? Heureusement, une ère nouvelle d'observation, qui paraît pointer de tous les côtés, rendra à la médecine, par l'unité des vues, la confiance ébranlée et l'estime universelle.

J'ai comparé, dans mon premier écrit, le choléra à l'orage atmosphérique, parce que quatre causes, que j'ai cru identiques, me paraissaient concourir aux deux phénomènes ; je me dispenserai de revenir sur trois de ces causes, dont je crois avoir fixé le rôle que chacune d'elles y joue, pour ne m'occuper que de la cause spécifique ou déterminante du choléra.

N'est-il pas étonnant que l'électricité, que nous savons exister dans tous les corps de la nature, qui y joue un si grand rôle, dont on retire aujourd'hui les plus grands avantages comme moyen de guérison, n'ait jamais été considérée comme cause active de maladie? Certes, si les effets doivent être proportionnés à la cause, il n'est pas de maladie qui, par sa gravité et ses formes diverses, puisse être attribuée plus naturellement à l'électricité que le choléra (1). Toutes les maladies nerveuses, névroses, névralgies, convulsives, épileptiques, si variées

_____

(1) J'entends désigner le choléra qu'on nomme asiatique.

et si souffrantes, que nous caractérisons, non par leur essence, mais par leurs symptômes, ne pourraient-elles pas dépendre de la même cause ? Qu'est le fluide nerveux ? A-t-on jamais pu le définir ? N'est-il pas impondérable comme l'électricité ?

J'ai entendu dire à un professeur de physique que cette science était à refaire : eh bien ! comme lui, je crois que la science médicale doit être rétablie sur de nouvelles bases. En traçant ces dernières lignes, que mes lecteurs soient convaincus que je cède entièrement à ma conviction, et non au désir d'innover ou de passer pour un réformateur. Je désirerais seulement rallier les médecins au travail d'observation sur la nature, dont on s'est écarté, et que nous avait tracé le père de la médecine.

Malgré la conviction que j'ai, qui m'a fait considérer l'électricité comme principe de vie et comme cause de maladie, je suis loin d'attribuer à cette seule cause toutes les maladies auxquelles l'espèce humaine est sujette. Sans nul doute, si la santé est la conséquence de la juste et égale répartition de ce principe dans le corps, il est évident qu'il puisse devenir aussi une cause de maladie, par son inégale répartition, et même une cause de mort, par son absence ou son excès dans les organes les plus essentiels de la vie.

Je crois avoir prouvé physiquement que le monde n'aurait pu exister, si Dieu, dans sa sagesse, ne l'avait recouvert d'une quantité d'eau immense, pour neutraliser les effets de l'électricité céleste et terrestre. Est-ce trop forcer les conséquences de croire qu'il s'est servi du même moyen pour permettre la vitalité du corps, et que le sang, les humeurs, sont le correctifs de l'électricité animale ? Ne voyons-nous pas les excès et le défaut de l'un ou de l'autre de ces principes causer sur le globe des disettes, des cataclysmes plus ou moins considérables ? Ne peut-on penser que le défaut de proportion, ou l'inégale distribution de ces deux principes dans le corps, peut être aussi une cause de maladie, et ne pourrait-on pas classer dans les maladies causées par le sang et les humeurs la chlorose, l'anémie, les scrophules, le scorbut, peut-être aussi la fièvre typhoïde ?

J'ai considéré le choléra, comme une névrose du centre nerveux-épigastrique, dépendante d'une concentration du fluide électrique, qui cause la paralysie de l'estomac, et j'ai attribué la mort plus ou moins prompte des cholériques à la même cause, se portant sur le centre nerveux-pulmonaire, et qu'ils succombaient à une asphyxie par défaut d'air. Depuis mon premier écrit sur le choléra, j'ai pu observer une névrose du grand sympathique, avec réaction sur le cœur, qui est venue, en la rapprochant du choléra, confirmer mon opinion sur ce que j'ai émis. On me permettra d'abord de donner cette première observation.

M. A. V., âgé de 66 ans, d'un tempérament sanguin, fort et robuste, d'une constitution apoplectique, disposition contre laquelle on avait usé de la saignée, d'un régime végétal et de l'exercice, s'affecta très grandement de la perte de fortune qu'éprouva un de ses parents et amis, chez qui il vivait. Son embonpoint diminua aussi très sensiblement. Cet état s'accompagna de selles rares, avec ténesme. Des lavements et des purgatifs furent employés pour remédier à ces

derniers symptômes. Le malade passa environ une année dans cet état : son pouls était régulier, et plutôt fort
que faible. Dans le courant du mois de mars dernier,
il éprouva , à la première bouchée qu'il voulut avaler,
un serrement à la gorge avec toux suffocante ; il se
leva de table, et croyant cette indisposition acciden-
telle et passagère, il s'y remit aussitôt, et éprouva
de nouveau un accident pareil au premier ; on le mit
à l'usage du potage, des bouillies et de crêmes qui
passaient facilement ; mais tous les corps un peu subs-
tantiels faisaient reparaître les mêmes accidents ; un
mois plus tard environ , éprouvant du malaise, il dé-
sira se coucher ; à peine fut-il au lit, qu'il éprouva
un tremblement nerveux, qui fut suivi de douleurs
violentes qui parcouraient tout le corps avec une rapidité extraordinaire : toutes ces douleurs cessèrent
instantanément, et le malade éprouva aussitôt des
syncopes qui duraient de 4 à 5 secondes. Son pouls
devint alors filiforme, très irrégulier, intermittent. Je
crus qu'il était à ses derniers moments. Cependant,
après dix ou douze de ces syncopes, il éprouva assez
de calme pour s'endormir d'un sommeil profond qui
dura de 7 à 8 heures. A la visite du matin, il n'accu-
sait aucune douleur; son pouls seul était encore
intermittent, malgré qu'il fût plus développé ; ce bien-
être augmenta pendant une quinzaine de jours : son
pouls avait repris son état normal : sa seule souffrance
était l'envie d'aller à selle sans pouvoir la satisfaire ;
notre attention s'étant portée plus particulièrement
de ce côté, nous reconnûmes que le rectum était
distendu outre mesure, par une grande quantité de
matières fécales ; par deux fois, pendant le mois

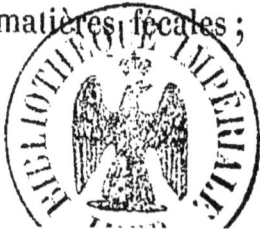

d'avril , nous procédâmes à la défécation artificielle ; toutes les deux fois le malade en a retiré un bien-être extrême ; j'eus l'illusion de croire que je pourrais avoir enlevé la cause de tant de souffrances , tandis que cette accumulation de matières dans le rectum n'était que l'effet de la maladie. Le 6 mai, un nouveau malaise se déclara sans cause appréciable : de nouvelles syncopes survinrent, et le malade succomba , après un léger tremblement convulsif du corps.

Peut-on raisonnablement attribuer la mort prompte de ce malade à la paralysie du grand sympathique seul ? La cause principale n'est-elle pas due à la réaction ou propagation de cette névrose sur le cœur, comme elle a lieu sur les poumons dans le choléra ? Peut-elle aussi lui reconnaître d'autre cause déterminante que celle qui produit cette maladie ?

Quand je disais, dans mon premier écrit sur le choléra, que l'étude de cette maladie ne saurait être séparée de la physique, et que j'en appelais aux physiciens , je ne pensais pas que l'observation vînt sitôt confirmer mon idée ; comment se douter, en effet , que l'électricité portait ou procurait à l'homme son antidote souverain dans une maladie qui la reconnaît pour cause? Ne faut-il pas s'humilier devant la sagesse de la Providence divine, qui a répandu sur le globe, avec une profusion immense , un moyen aussi simple? Si Dieu a permis que l'électricité trop concentrée dans l'atmosphère se dissipât par de l'eau, pourquoi ne peut-on penser que la concentration de l'électricité animale sur le centre nerveux, ne puisse céder à l'ingestion de ce liquide ?

Admettant par les raisons données plus haut que

l'électricité était notre principe de vie, il faut admettre comme conséquence qu'il circule dans notre corps du feu à l'état fluide et latent ; or, le meilleur moyen à lui opposer, c'est l'eau à une basse température. L'eau chaude, portant avec elle de la chaleur, ne pourrait convenir à l'intérieur ; mais je la crois d'un usage rationel, appliquée avec des linges sur les extrémités à une température de 28 à 30° Réaumur. L'antidote, ou la négation de la chaleur, c'est le froid ; l'eau n'est ici qu'un véhicule : c'est plutôt pour la fraîcheur, que pour l'eau elle-même, que les malades, instinctivement, demandent à boire pour satisfaire leur soif.

Naturam morborum ostendit curatio.

Si, en effet, on peut juger de la nature des maladies par les remèdes qui les guérissent, il n'y a pas le moindre doute que le choléra ne doive reconnaître pour cause l'électricité. Les observations de guérisons qui vont suivre, n'ont fait que confirmer dans mon esprit la conviction que j'avais entière, et qui sera, je l'espère, partagée par mes lecteurs.

L. B., propriétaire à Miglos, homme fortement organisé, d'un tempérament bilioso-nerveux, après avoir éprouvé une suette, comme tant d'autres malades, fut atteint, le 15 septembre, d'une attaque de choléra, caractérisée par des crampes aux extrémités, vomissements réitérés, diarrhée incessante ; on employa pour arrêter et calmer la maladie tous les remèdes usités alors : diète complète, calmants, cataplasmes, lavements de toute espèce, application de sangsues, pilules d'éther : ces remèdes furent administrés avec soin et intelligence, sans que le malade éprouvât le moindre soulagement. Alors qu'on perdait tout espoir de le sauver, et sur les instances du malade, on lui donna un verre d'eau d'une fontaine très fraîche; un bien-être léger succéda à cette première ingestion d'eau, ce qui encouragea le malade à réitérer sa demande; la dose fut alors portée à un verre par heure, qu'on augmenta encore pour satisfaire le désir du malade. Alors qu'on l'avait cru perdu, ce malade revint à la santé par ce simple moyen, et après avoir abandonné tous les autres remèdes.

2me obs. Balança (François), maçon de son état, demeurant aussi à Miglos, d'une organisation forte, âgé de 35 ans, fut pris aussi dans le courant de septembre d'une attaque foudroyante de choléra, avec crampes, vomissements et diarrhée incessante; il n'avait chez lui que sa femme et deux jeunes enfants, pour tout secours. Cédant sans doute au désir instinctif des cholériques, qui leur fait désirer de l'eau fraîche, il demanda, quoique avec peine, à cause de sa faiblesse: « Donnez-moi de l'eau; » on lui apporta immédiatement un cruchon contenant environ 6 litres d'eau; il boit avec avidité et incessament, malgré les vomissements qui continuent. Son lit est inondé, soit de l'eau qu'il rejette, et soit des matières diarrhéiques: il ne se décourage pas: il boit toujours, et trois heures après le commencement de l'attaque, il a rassuré sa famille, en lui disant: « Je suis guéri. »

Je dois les deux observations précédentes, à M. Bacou, fils du maire de la commune de Miglos. Les deux qui vont suivre, je les dois à M. Bédel, curé de Nourgeat, même commune, homme qui, pendant l'épidémie, a été d'un dévouement admirable. « Je pourrais vous fournir, m'écrit le digne prêtre, plusieurs renseignements sur les cholériques guéris par le seul remède de l'eau fraîche, pendant tout le temps de l'épidémie: mais, pour abréger, je me bornerai seulement à vous relater deux cas dans lesquels les malades ont été guéris efficacement et radicalement par l'eau fraîche, alors qu'il semblait n'y avoir chez eux aucun espoir de guérison. »

3ᵐᵉ OBS. Raymond Pujol, jeune homme de 27 ans, était occupé à la garde des brebis sur les montagnes de Gudanes, à trois lieues de la commune de Miglos: le 17 septembre, il fut atteint d'une attaque foudroyante de choléra, avec crampes, vomissements réitérés, et diarrhée incessante; tout se déclara en même temps: un autre berger des environs de ce lieu vint en apporter la nouvelle, en disant qu'il était presque mort. Ce bon curé, cédant à son zèle ordinaire de charité, partit immédiatement, pour se rendre sur les lieux, avec le père du malade, et accompagné de trois autres hommes robustes. Arrivés sur les lieux, on trouva le malade sans mouvement, et ne donnant aucun signe de connaissance; après avoir satisfait au devoir religieux, on se mit en devoir de l'apporter au village. En route, les vomissements et la diarrhée continuèrent. Arrivés à une sapinière, où se trouve une source d'eau fraîche, le malade, ranimé sans doute par l'air et par le mouvement imprimé à son corps, donna quelques signes de vie, et demanda par signes qu'on lui donnât de l'eau fraîche. Pensant que tout espoir de guérison était perdu, M. le curé lui fit donner de l'eau qu'il but avec avidité, et à plusieurs reprises, durant une demi-heure. Après l'ingestion de cette eau, le malade éprouva un mieux, et put prononcer ces paroles : « Cette eau bienfaisante m'aura guéri. » Ses forces lui permirent aussi de se donner quelque mouvement; arrivé chez lui, il put se mettre au lit seul ; demanda encore de l'eau, dont il usa toute la nuit, malgré que les vomissements et la diarrhée n'eussent pas entièrement cessé. Le lendemain, un changement des plus notables avait eu lieu, et le second jour, il se leva et mangea en disant à tout le monde : « Je ne suis plus malade.»

4ᵐᵉ OBS. Frappé de cette cure si subite, et par un remède aussi simple, M. le curé se transporta chez Baptiste Gabarre Hillaire, âgé de 19 ans, qui venait de perdre son père, sa mère et trois de ses frères; atteint lui-même de choléra depuis 12 à 15 jours, il y avait déjà huit jours qu'il ne parlait plus. La maladie l'avait tellement miné que le curé l'avait abandonné et oublié. Tant qu'il avait pu parler, il avait toujours demandé de l'eau fraîche. M. le curé crut devoir faire ce nouvel essai : comme il n'y avait chez lui qu'une petite sœur de 10 ans, il lui mit une petite table à côté du lit, avec une petite cruche; en la voyant, il regarda M. le curé qui lui dit s'il voulait boire; il répondit affirmativement par un signe de tête ; il le fit boire à petites doses ; lorsque M. le curé se retira, le malade eut la force de lui dire : « Si vous m'en aviez donné plus tôt, je serais déjà guéri. » Sur la recommandation de M. le curé, la petite sœur le fit boire souvent ; le lendemain, le malade se trouva beaucoup mieux et put lui-même prendre la cruche pour boire ; sa convalescence fut longue et il ne put faire usage de ses membres que quinze jours après.

5me OBS. Cette cinquième observation, je la dois à M. Nigoul, prêtre, vicaire à Rabat, digne émule en zèle et en charité chrétienne, malgré sa faiblesse d'organisation physique, de M. Bedel, curé de la commune de Miglos.

Monsieur le Docteur,

J'ai le plaisir et l'honneur de vous expédier la relation suivante, dont je vous garantis la parfaite véracité

Vers les premiers jours du mois d'octobre de l'année 1854, au moment où le choléra sévissait dans Rabat avec le plus de fureur, un de nos métayers, le sieur Jean-Baptiste Brunet, dit Lamel, se sentit attaqué de la diarrhée. Je le priai en grâce de se soigner, en se condamnant à la diète et au repos ; mais, à l'exemple de la plupart de nos paysans, il ne fit aucun cas de mes conseils, et continua son train ordinaire de vivre : quatre ou cinq jours après, vers le commencement de la nuit, à la diarrhée viennent s'adjoindre de violents accès de vomissements et de crampes. Cet homme, qui couchait dans notre grange, tout près de laquelle coule une fontaine, passa toute cette nuit à se traîner alternativement de la grange à la fontaine, et de la fontaine à la grange, occupé à se gorger d'eau froide, au fur et à mesure qu'il se vidait par les vomissements et la diarrhée. Le lendemain matin, ce pauvre malade, qui avait joui jusque-là d'une santé de fer, fut trouvé couché à plat-ventre dans l'étable aux pieds des vaches. On le porta dans un lit : ses yeux étaient extraordinairement enfoncés dans leur orbite : ses lèvres et le tour de ses yeux,

violets ou plutôt noirs. A peine couché, il demanda
à boire de l'eau fraîche. On lui présente de la tisane,
qu'il avale, mais qu'il rejette immédiatement. Ce fait
s'étant renouvelé plusieurs fois, on se hasarde à lui
donner un peu d'eau fraîche, qu'il boit et qu'il garde.
Toujours incrédules pourtant sur la valeur d'un remède si simple, et dans la ferme persuasion au contraire que l'eau fraîche était préjudiciable à la santé
du malade, les personnes qui le soignaient essayèrent
de mettre de la tisane froide dans une cruche, afin
de lui donner le change ; la ruse n'aboutit à rien ; le
malade rejeta cette tisane fraîche, simulant l'eau,
sans la laisser reposer une seconde dans son estomac.

Enfin, les personnes qui le soignaient, vaincues
par la reproduction d'un fait si étrange pour eux, se
décidèrent à donner de l'eau fraîche au malade. Dès
lors ce dernier n'est plus sujet aux vomissements. (Les
crampes et la diarrhée avaient déjà presque disparu,
dès le matin de la mauvaise nuit.) A partir de ce moment, le malade se met à dormir ; son sommeil, qu'il
n'interrompt que pour avaler quelques gorgées d'eau
fraîche, se prolongea pendant 48 heures.

En se réveillant, il se sent guéri, et il l'est réel-
lement, puisque deux ou trois jours passés dans un
régime de prudence suffirent pour le rendre à une
santé parfaite.

En foi de ce,

NIGOUL, prêtre, vicaire.

6me OBSERVATION, communiquée par le docteur Galy-
Gasparrou, mon collègue et mon ami, à Massat. C'est
lui-même qui a bien voulu prendre la peine de prendre les renseignements de cette nouvelle observation.

Vers les premiers jours de septembre 1854, Pi-
quemal Jean Carlet, âgé de 34 ans, d'une constitution
forte et d'un tempérament bilioso-sanguin, habitant
du hameau de Lirbant, commune de Massat, était
occupé à faire sécher du foin dans un pré éloigné
d'une heure de son domicile; à trois heures de l'après-
midi, il fit un repas, mais sans appétit, avec de la
bouillie de gros mil et du pain de seigle. Le repas
terminé, il porta un fagot de foin à sa grange; en
revenant au pré, il éprouva une grande altération,
et but à plusieurs reprises de l'eau froide, à plusieurs sources qui se trouvaient sur son passage; ren-
tré au pré, il fut pris de vomissements incessants;
il se coucha sur un tas de foin, à côté d'une fontaine
très fraîche : éprouva une grande chaleur à l'estomac
et aux intestins, et un désir de boire immodéré; sa
femme, qui était à côté de lui et de la fontaine, lui
donna abondamment, pendant toute la nuit, avec
un grand plat, de l'eau de cette source, qui était
bientôt après rejetée par le vomissement naturel, et
quelquefois provoqué par l'introduction des doigts dans
la bouche. Toutes les fois que le malade prenait de cette
eau froide, il sentait un bien-être momentané; bientôt la diarrhée survint; il éprouva à trois reprises
des crampes aux jambes; elles ne furent pas très violentes : ses lèvres étaient noires; la peau froide : celle
des mains jaune. Ces symptômes continuèrent avec
la même intensité jusqu'à six heures du matin, époque à laquelle les vomissements et la diarrhée devin-
rent moins fréquents. Ce fut alors seulement qu'on
le transporta à son domicile, après avoir passé toute
la nuit dans le pré couché sur le foin et couvert d'une

mauvaise couverture de laine. De rares vomissements et de la diarrhée continuèrent encore quelques jours, pendant lesquels le malade n'a voulu et n'a pris que des boissons froides. Enfin, la convalescence parut ; elle fut longue ; ses forces revinrent peu à peu, avec une santé florissante, qui ne s'est pas du tout démentie depuis.

Les deux observations qui suivent, je les dois à M. le docteur Bonnans, des Cabannes, mon collègue et mon ami.

7ᵐᵉ OBS. Le sieur Loubes, de Château-Verdun, fut employé dans la commune de Larcat à creuser des fosses pour les cholériques décédés. Je le rencontrai au milieu de la rue, en proie aux symptômes précurseurs du choléra ; je l'engageai à se retirer le plus promptement auprès de sa famille et lui prescrivis un traitement.

A peine arrivé chez lui, il était foudroyé par le choléra, et relégué par la cruauté de sa famille dans une grange, où il était couché sur un peu de paille. Il y fut littéralement abandonné : on mit seulement à sa portée une cruche d'eau. Il but largement pendant deux ou trois jours, se traînant la nuit auprès de la rivière pour y boire à satiété.

Au bout de huit jours, la guérison fut complète.

8ᵐᵉ OBS. Mme Raimonde Naudy, de Bouen, âgée de cinquante ans, fut atteinte de tous les symptômes d'un choléra grave : algidité, cyanose, yeux vitreux et profondément excavés, pouls à peine sensible, crampes terribles, vomissements incessants. Cette malade se refuse à tout traitement, rejette toute boisson, ne veut que de l'eau fraîche : sa mort me parut si prochaine que je dis à sa famille de souscrire à ses désirs : elle but largement de l'eau ; son état resta stationnaire pendant deux jours ; la réaction arriva au commencement du troisième : elle continua à boire de l'eau froide et guérit.

Des huit observations que je viens de citer, sept me paraissent devoir être classées parmi les cas de choléra les plus graves. Je laisse à mes collègues le soin d'apprécier la valeur du simple moyen dont ont fait usage, instinctivement, ces malades. On a vanté beaucoup de remèdes particuliers comme propres à procurer la réaction dans les cas d'algidité : aucun de ces moyens ne me paraît physiquement pouvoir remplacer l'action de l'eau froide à l'intérieur. Je crois aussi qu'on peut agir par une double action de décentralisation en appliquant des linges imbibés d'eau chaude sur les extrémités, ou en les exposant à la vapeur, moyen dont mon expérience m'a déjà démontré l'utilité. Je suis loin d'être convaincu que le simple moyen que je viens d'indiquer, comme propre à combattre la forme cholérique, soit applicable dans les autres formes que prend cette maladie. Je ne puis donc qu'engager les malades et mes collègues d'agir avec la plus grande prudence quand la maladie débute sous la forme de suette, ou que le malade a été assez heureux pour passer de l'algidité à la sueur.

RÉSUMÉ.

Dans mon premier écrit sur le choléra, j'ai considéré l'électricité comme cause spécifique ou déterminante seulement de cette maladie. Aujourd'hui j'ai été plus loin : j'ai considéré l'électricité comme prin-

cipe de vie. Comme sous ce dernier point de vue,
elle se rattache à d'autres sciences, je laisserai à des
hommes plus instruits que moi le soin de rejeter ou
de développer cette idée, désirant rester entièrement
dans mon rôle de médecin. La conviction que j'avais
que cette maladie était due à l'électricité, m'avait
fait penser qu'on ne pouvait séparer la science médicale de la science physique. A cet effet, j'en avais
appelé aux physiciens pour chercher le moyen de
prévenir la maladie. Si nous n'avons pu encore trou-
ver ce moyen préventif, je crois pouvoir dire avec
quelque certitude, par les raisons physiques que j'ai
données et par les observations citées, que l'hydrothérapie offre un moyen de guérison dans les cas les
plus graves, conservant toujours comme moyen préventif les moyens signalés déjà dans mon premier
opuscule.

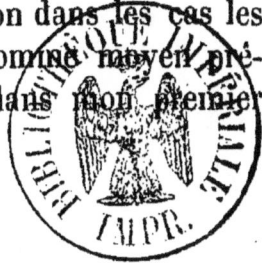

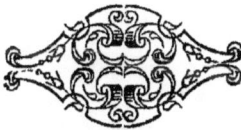

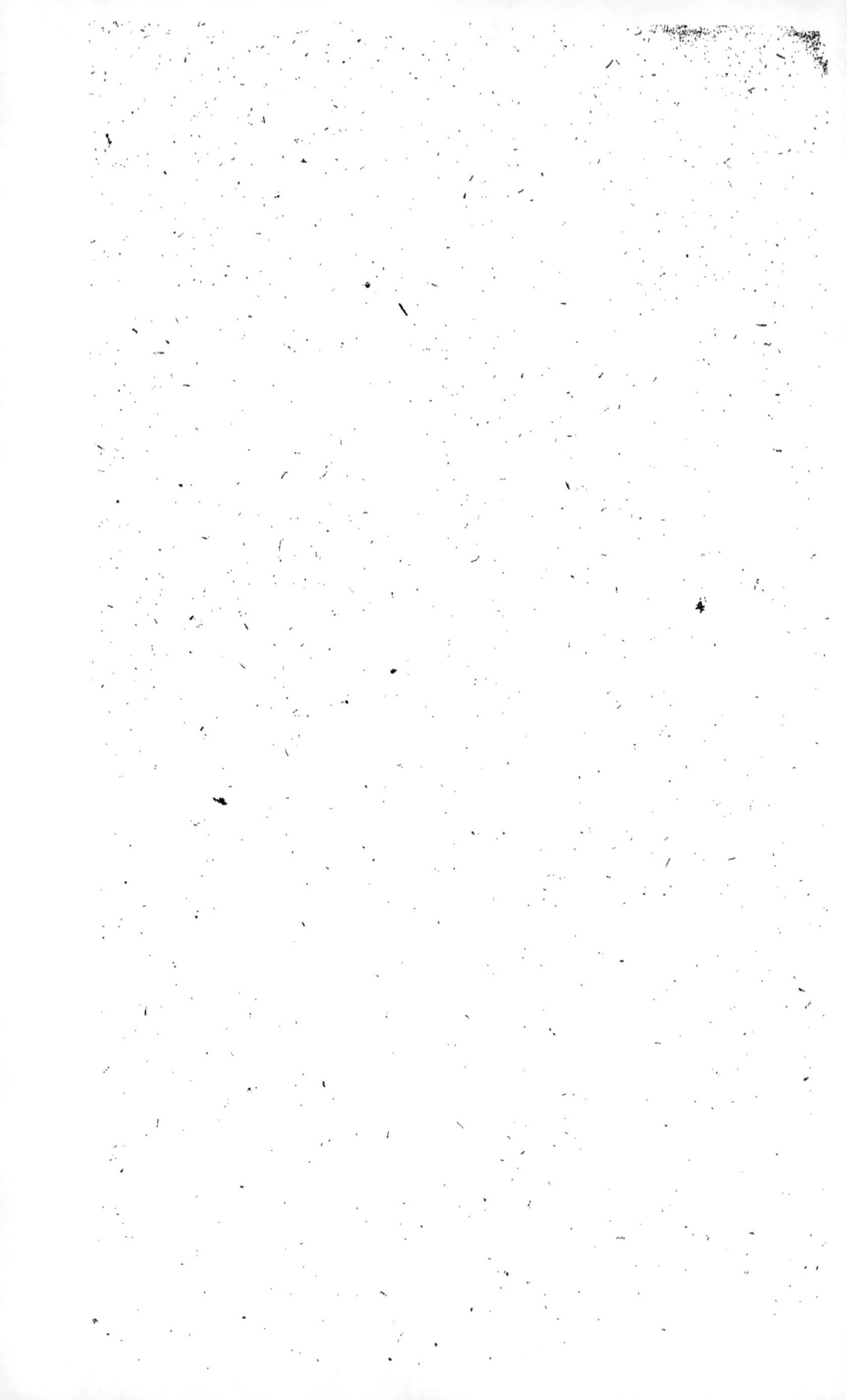

4

www.ingramcontent.com/pod-product-compliance
Lightning Source LLC
Chambersburg PA
CBHW070736210326
41520CB00016B/4473